Social Behavior and Self-Management

[美] 卡丽·邓恩·比龙（Kari Dunn Buron,MS）
简·蒂尔费尔德·布朗（Jane Thierfeld Brown,EdD）
米茨·柯蒂斯（Mitzi Curtis,MA）
丽萨·金（Lisa King,MEd） 著
潘 敏 译

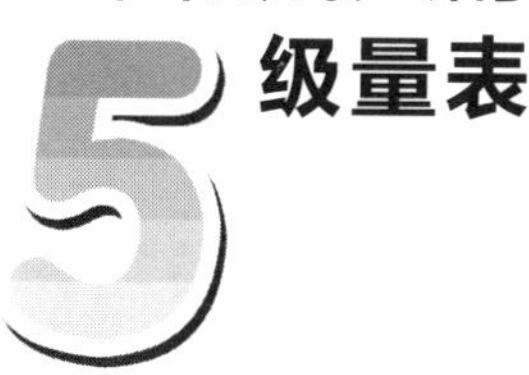

社交行为和自我管理

给青少年和成人的5级量表

5-Point Scales for Adolescents and Adults

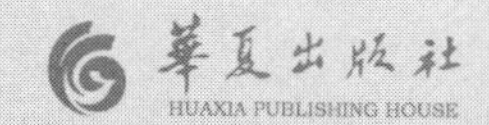

谨以此书献给我们最好的朋友，

也是我们的同事和本书的合著者——丽萨·金（Lisa King），

以支持她勇敢地和乳腺癌这个病魔作斗争。

致　　谢

向洛林·沃尔夫（Lorraine Wolf）、克里斯汀·温策尔（Christine Wenzel）、梅根·科莱尔（Megan Krell）和米歇尔·里格勒（Michelle Rigler）表示诚挚的谢意。

特别感谢明尼苏达孤独症协会及下列人员，感谢他们抽出宝贵时间与我们见面，并无私地给我们提出建议。

唐纳德·斯威特（Donald Sweet）

克莱尔·西森（Claire Sisson）

拉里·穆迪（Larry Moody）

皮特·贾恩斯特罗姆（Pete Jarnstrom）

马修·哈维（Matthew Harvie）

里奇·赛特格伦（Rich Settergren）

保罗·约翰逊（Paul Johnson）

T.J. 纽米勒（TJ Neumiller）

丽萨·桑德斯（Lisa Sanders）

黛安娜·夏伯特（Dianna Chabot）

布赖恩·卡尔森（Bryan Carlson）

卡特林·佩顿（Catlin Payton）

推 荐 语

"该书实用且易于使用，能够帮助个体学会自我管理和社会交往。它不仅对个人、家庭和老师有用，对专业人士也很有用。今后，这种方法将会得到广泛使用。"

——弗雷德·R. 福尔克马尔（Fred R. Volkmar, MD）

欧文·B. 哈里斯教授（Irving B. Harris Professor），

耶鲁大学医学院儿童研究中心主任，耶鲁纽黑文医院儿童精神病学主任

"对于与寻求独立生活的年轻人相处的家庭成员和专业人士，这本书就是一件无价之宝。作为一名孤独症人士，我在成长中没有接触过这些知识，但是我知道那些知识会给我带来多大的改变！"

——约翰·艾尔德·罗宾逊（John Elder Robison）

《纽约时报》（*New York Times*）畅销书作家，著有《看着我的眼睛》（*Look Me in the Eye*）、《与众不同》（*Be Different*）和《育儿室》（*Raising Cubby*），

美国卫生与公众服务部孤独症跨机构协调委员会委员

"《社交行为和自我管理：给青少年和成人的 5 级量表》是一份很棒的资源。作为导师和培训师，我一直建议家长和专业人士让成人和年轻人使用 5 级量表。我之所以这么推荐这份量表，是因为它易于操作、功能强大且能够快速见效。任何为孤独症人士服务的人都能从中受益。"

——罗宾·斯图尔德（Robyn Steward）

孤独症谱系障碍人士，英国培训师、导师和演讲者

"随着年龄的增长，孤独症儿童迫切需要培养自己的社交能力。为了让他们在青春期和成人阶段得到帮助，拓展使用这份获奖的 5 级量表显得尤为及时。该书呈现的许多示例实用且深刻，阐释了如何运用这种前沿的方法解决孤独症人士经常遇到的问题。我一定会

把这本书引入我的大学课堂中，也会把它推荐给孤独症圈里的朋友。”

——帕梅拉·沃尔夫伯格（Pamela Wolfberg, PhD）

旧金山州立大学教授，孤独症同伴社交与游戏研究所所长，著有《孤独症儿童的游戏和想象力》（第 2 版）（*Play and Imagination in Children with Autism, Second Edition*）和《同伴游戏与孤独症谱系：指导儿童社交和想象力的艺术》（*Peer Play and the Autism Spectrum: The Art of Guiding Children's Socialization and Imagination*），合著《了解孤独症谱系：培养高素质的教育者》（*Learners on the Autism Spectrum: Preparing Highly Qualified Educators*）

“我经常使用 5 级量表调节自己的焦虑情绪。我也经常使用该量表帮助年轻人应对以下情境中出现的问题：压力时刻、结交朋友的时候、学校以及工作场合。任何与谱系成人一起工作的人都会发现，这份量表非常棒，因为它契合了谱系人士的特点——他们往往有情绪问题，但他们用一种有逻辑的方法看待世界，在他们眼中世界满是色彩、数字和图案。”

——安妮·赫西（Annie Hussey）

24 岁，大学生，孤独症谱系领域的公众演讲者

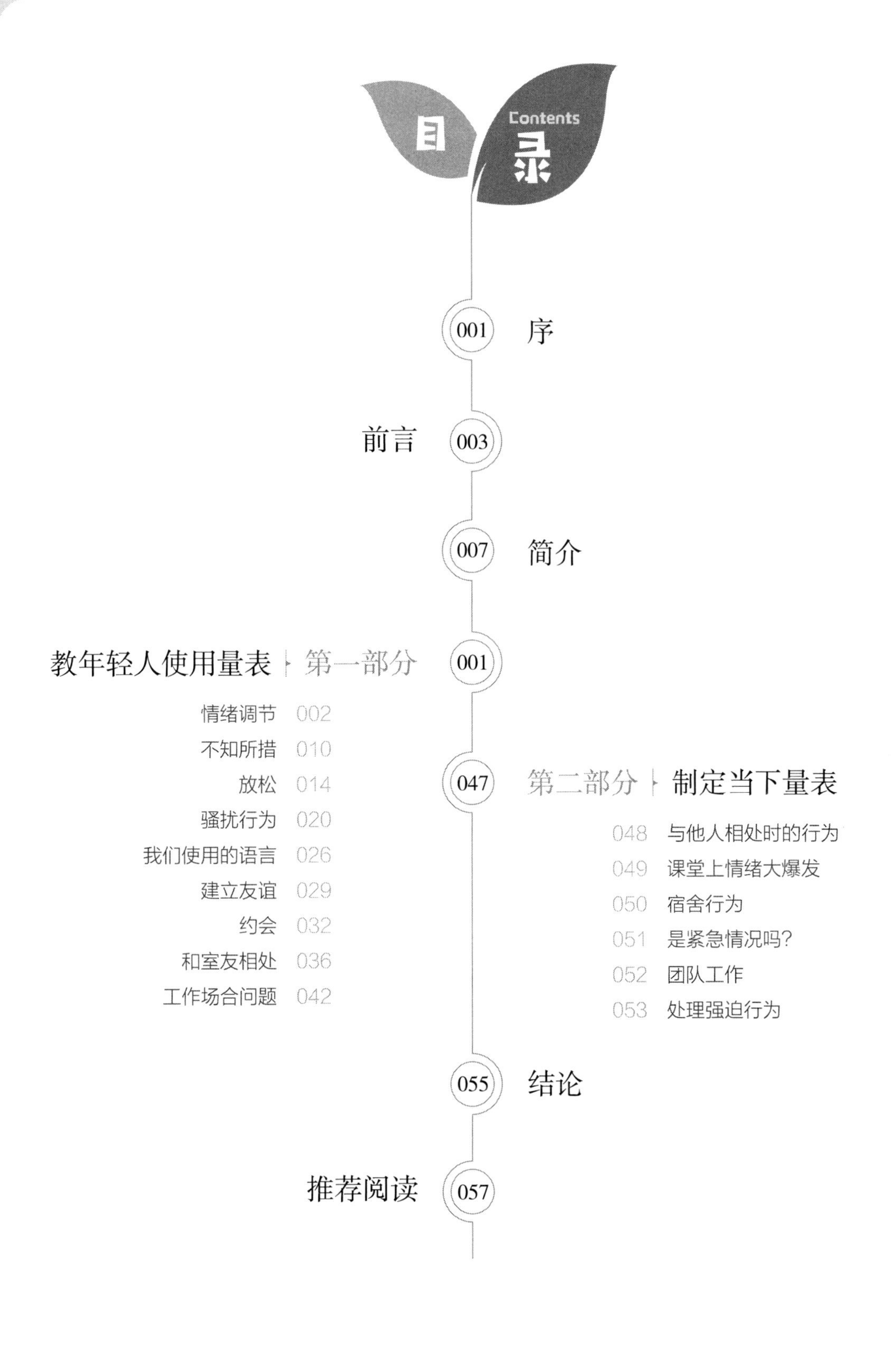

目录
Contents

序

天啊，我要是在青少年时期读过这样的书就好了！我那时跌跌撞撞地进入大学求学，然后获得一份“真正的”工作。虽然我没在别人面前崩溃过，但也有出状况的时候，假如那时就使用书中阐述的方法，用它管理自己的社交行为和情绪，我肯定能更好地理解自己的感受，与别人互动也会更成功。

目前有许多针对孤独症谱系障碍（Autism Spectrum Disorders, ASD）儿童的干预措施，此书中的资源填补了干预措施工具箱中的一个巨大空白。这些孩子终将长大成人，而且孤独症人口在不断增加，因此我建议应制定干预措施、方法和技术来帮助他们从青春期平稳过渡到成人阶段。

孤独症和相关障碍人士难以理解生活中的社交和情感，为了应对这方面的挑战，过去的办法集中在如何补缺。本书则另辟蹊径，与辅助人员一起，利用 ASD 人士的优势，帮助他们顺利度过生活中的这一重要环节。逻辑和排列数据或信息是许多 ASD 人士的优势，作者充分利用这一特征，对他们在社交互动和情绪调节中遇到的问题进行评分，让结果显得既系统化，又有秩序感，易于他们处理和理解。

对于 ASD 人士没有情感生活或情感生活有障碍这种说法，作者非但不赞同还非常专业地帮助他们应对情绪理解、表达、分级上的问题以及他们的行为带来的社交影响。例如，给积极情绪排列等级，从冷静到希望到喜悦，再到快乐，最后到兴高采烈，这可以帮助 ASD 个体理解两个极端之间的“灰色”区域。ASD 人士也可以以同样的方式排列悲伤的等级，从完全没有问题或仅是“一点点低沉”到彻底的崩溃。包括孤独症人士在内的所有人都可以使用这个等级量表对日常生活中体验到的不同情感进行排列，如感到不知所措、放松等。

孤独症人士还面临另外一个挑战，他们理解不了自己的行为会影响别人。大家似乎都赞同孤独症人士不想和别人社交这一说法。事实上，不想社交的真正原因是他们不明白自己的行为与别人的解读不一致。由于缺乏这样的意识，他们试图互动的结果往往不好。不好的结果累加后，他们就会放弃社交。

例如，假设有位孤独症人士想要约某人，在三次尝试后都没有成功的情况下，他完全没有意识到是时候放弃了。事实上，如果在这种情况下继续追求别人的话，追求者就会被认为是在骚扰别人，警方可能就会介入。然而，如果我们使用 5 级量表向 ASD 人士解释别人是如何看待他们的行为的，如骚扰行为量表（stalking scale），他们就能衡量自己的行为到底是如何影响别人的。这样他们就能避免遭受法律制裁这一悲惨遭遇，仅承受有些失望的结果，因为他们意识到还可以去约别人。

以类似的方式，5 级量表可用于对不同级别的关系进行排名和区分——从陌生人和熟人到亲密关系或配偶。通过定义这些关系，孤独症个体可以更准确地衡量和管理行为和情绪。

最后，根据“授人以渔”的准则，我们应把 5 级量表作为终身教育的手段，而不是只满足当时的需要。因此，我们鼓励读者在遇到情况时，学会使用从本书中学到的知识形成自己的 5 级量表。我自己会制定这样的量表，我也会推荐我的孤独症朋友试试。

AAPC 出版公司再次走在了最前沿——该书提供的解决方案经过了时间考验，切实可行，越来越多的孤独症和相关障碍成人开始使用它。5 级量表利用了孤独症人士处理信息和学习的特殊方式，该书作为这个系列中的最新书籍，在内容上又上新高度，不仅帮助人们理解情绪及其等级，还帮助他们管理社交行为。对为 ASD 人士提供支持的人来说，书中论述的工具非常宝贵，它将为孤独症和相关障碍的成人创造更好的生活。

斯蒂芬·M. 肖尔 (Stephen M. Shore)

教育学博士、特殊教育学助理教授

国际知名的孤独症领域作家、顾问、发言人

ASD 人士

前　言

自然的社交法则，诸如谁来领头、谁应该跟从，对 ASD 人士来说不是那么地自然明了。对他们来说，世界好像处在一片混乱中，日常互动中的社交规则好像也让人费解，因为它们既不合理，也不公平。ASD 人士也许理解不了像面部表情这样的非言语社交沟通，因而不会注意社交情境中的社交线索。这样的社交困惑会让他们感到有压力和焦虑，甚至还会让他们产生攻击行为。

我们已经了解到，如果使用视觉系统向孤独症人士解释社交信息，他们①能够理解得更好。例如，西蒙·巴伦－科恩（Simon Baron-Cohen, 2009）认为，如果孤独症人士拥有有效的系统化技能（systematizing skills；理解系统的能力），他们也许能利用这些技能弥补自己在共情技能（empathizing skills；理解社交和情绪概念的能力）方面的困难。使用流程图逻辑化地处理各种行为及其引发的情绪就是一个示例。托尼·阿特伍德（Tony Attwood, 2006）支持这一观点，他认为孤独症人士对自己的情绪了解得越多，就越能恰当地表达自己的情绪。

有些个体难以理解社交和情绪概念，但在理解整体系统方面相对较强。利用这一特点，《神奇的 5 级量表》（第 2 版）（*The Incredible 5-Point Scale*, Buron & Curtis, 2012）通过引入量表概念向这类个体解释此类信息。我们来看一个示例，如果某个人因为说了粗鲁无礼的话而冒犯了别人，那么他可以使用量表了解自己的行为产生的负面影响。

辅助者可以使用下面的量表向个体解释他的行为会如何影响别人对他的看法，并列出一些自然的后果与他进行讨论。以这种方式使用量表就不会显得讨论仅是针对个人，开展起来也更容易，不会让对方产生抵触情绪。关键是，辅助者在此时使用的语言一定要具体而客观。你在处理的不是性格的缺陷，只是技能的缺乏，它与社交学习障碍无异。

---

① 译注：该书有时会使用 he（他），有时使用 she（她），有时使用 he/she（他 / 她）；翻译尊重作者，与原文保持一致。

等级	你说了什么?	别人听了有何感受?	可能会有什么样的后果?
5	我要杀了你! 你死了才好!	害怕。 (感觉)受到了威胁。	他们可能会叫警察或校园的保安。事态很严重,你很可能会被捕入狱。
4	骂人。 这项作业真是荒唐至极!	紧张。 可能(感觉)受到了威胁。	别人可能不愿待在你身边。老师可能不想你在她班级里上课。老板也有可能解雇你。
3	说别人胖或笨。	(感到)被冒犯了。 伤心。	别人可能会认为你不友善,不顾及别人的感受,因此不想与你走得近,也不想和你一起工作。
2	老师在上课的时候,你和别人说话。	困惑不解。 担心。 不舒服。	老师可能觉得你不友好,对你的印象不佳,到评分的时候给你的分数就会低一些。和你说话的人可能也不想和你坐得太近。
1	工作时对别人微笑。 在休息时间用友好的语言和别人聊天。	舒服。 放松。	你可能会拥有更多的朋友。 它能帮你在工作中和同事友好相处。

使用5级量表不仅对学龄期的儿童有帮助,最近研究发现,对那些一直在社交与情绪方面苦苦挣扎的成人,量表也非常有用。

ASD成年人士在离开家庭的保护环境或校园的熟悉环境后,很难找到有效的办法解决自身需求。使用5级量表可以提升他们和辅助者之间的沟通,还能提高其自我管理技能,而且一旦学会了,量表还可以成为他们的自我调适工具。例如,如果某人意外地发现自己处于难以理解的社交困境中,量表作为一种一致性的格式,就可以供她的照顾者或辅助者使用,帮助她处理这个困境。

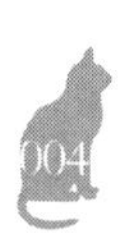

只要有可能，照顾者就应该和个体一起制定量表。个体应该清楚地描述自己的行为、策略以及他们可能需要的支持类型。记住，作为一个照顾者，你要做的不是“告诉”个体该做什么，而是和他们一起解决问题，提出既能拔高能力又能提升独立性的解决方案。

共同制定量表可以增进双方的社交理解。这一行为本身传递了一条明确的信息：辅助者愿意把孤独症人士可能遇到的困难考虑进来，同意为他们提供合理的便利条件，尽量减少他们不舒服的感觉和社交上的误解。反过来，孤独症人士在他所处的环境中——无论是在工作中、在大学里、在约会中，还是在家庭聚会上，都会接收以下信息：别人的观点和行为以及自己的行为给别人带来什么样的影响。

量表也能给其他人指明方向，如老板、社工、家人和/或与孤独症人士互动的同伴。例如，量表可能表明，当ASD人士处于高度焦虑状态中时，辅助者不停地说教可能会让他的压力更大。这能让老板或家人明白，如何在（与孤独症人士）困难的互动中监控自己的行为。量表可以支持所有的参与人员，让他们在特定情况下就做什么和不做什么达成协议。

卡丽·邓恩·比龙和米茨·柯蒂斯

简　　介

本书旨在开发一种支持工具，以支持那些为 ASD 成年人士呼吁、与他们一起生活或共事的任何人。《神奇的 5 级量表》（第 2 版）（Buron & Curtis, 2012）一书介绍了这种简单但非常有效的工具，但示例都是关于学龄儿童如何使用量表的。本书提供的量表示例基于实际的社交情境，素材来源于为 ASD 成年人士提供服务的群体，还有与 20 多位 ASD 成年人士的访谈结果，目的是帮助个体更好地理解 15 种不同的社交情境。

在第一部分中，我们讨论了一些常见的议题。这些议题是作者与 ASD 成年人士共事时或采访他们时遇到的。对于每个议题或问题，我们……

- 为照顾者和辅助者提供了它们可能如何影响个体的社交表现的信息。这些信息对法律部门、就业辅导员 / 老板、家庭成员和老师都有用，可以帮助他们理解社交认知的本质、情绪调节以及这些议题会对社交行为产生什么样的影响。

- 提供了量表示例。**重要的是要记住，书中的量表仅是示例而已，不能原封不动地套用它们。**

- 提供了范例，说明照顾者或辅助者应如何向孤独症人士解释社交情境或概念。提建议时，照顾者或辅助者要使用非常具体的、黑白分明的语言，同时避免做出评判性的论断。我们希望大家不要把这些范例当作背诵的脚本，而应把它们作为指南或出发点，让讨论更具针对性。

前三个主题和量表都与在困难情境中的情绪调节和情绪控制有关。恼人的行为或个体无法满足日常中别人对自己的期望等问题的根源往往出在情绪调节上，所以我们觉得有必要从下面三个角度来讨论——情绪调节、不知所措和放松。

其余的主题和量表是为教授社交概念而设计的，如果个体无法掌握社交概念，那么他将很难准确定义、理解社交情境与期望，以及就它们进行协商。

第二部分给出了具体的示例，以解释在理解量表概念之后，个体如何运用策略应对出现的问题。

我们希望通过这些示例的指导，你将：

- 了解孤独症的本质，尤其是社交认知；
- 认识社交焦虑对行为和判断的影响；
- 具备系统处理社交困难的能力，能从多角度把问题看得更清楚；
- 能够清晰地列出处理未来将会遇到的情境的具体思路。

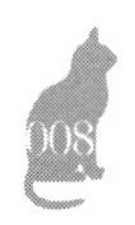

第一部分　教年轻人使用量表

在这部分，我们会给出具体的示例，告诉你如何使用5级量表帮助你的家庭成员、学生、雇员和客户。我们所选择的示例范围很广，它包含了ASD年轻人士在社交方面所遇到的问题。我们并未详述这些示例，只是想给你提供一个大致框架，让你根据自身的情况和关心的事情制定相似的量表。

除了定义九个主题，并为每个主题制定一个或多个量表之外，在和你所支持的对象一起讨论这个主题上，我们还为你提供了建议。孤独症人士难以理解社交和情绪的概念，所以你在和他们谈论此类话题的时候，使用非常直接、具体但是极具共情的语言会更好。

情绪调节

ASD 人士难以理解和定义自己的情绪，也难以辨别别人的不同情绪。他们缺乏的这种人际交往技能常被称为“情绪调节”，或是准确评估当前情况并以合理的方式应对的能力。

你发现了吗？你的孩子、学生或雇员虽然成年了，却在有些情况下“反应过度”，在有些情况下又“反应不足”。如果他当时情绪激烈，你仅是告诉他“冷静一点”或“不要这样敏感”，只会让他感到更迷茫、更受挫，而且还会干扰他清晰地思考。如果这种情况经常发生，那十有八九表明他在情绪调节方面有问题。

情绪调节还包括对某些情绪状况的反应不足。例如，家庭成员或工作同事生活中遭遇了灾难（亲人去世、发生事故等），这时，他们希望得到情感方面的慰藉，可是孤独症人士没有给出或很少给出慰藉。

5 级量表就是以一种非常结构化和逻辑化的方法学习情绪。通过使用量表，你能在她平静可控的情况下，帮助她逐一、彻底地理解不同的情境。比如，她因为分数考得不好而感到很沮丧，但是比起来，被学校退学更让她害怕，这时你就可以建立起点并和她讨论一下，如果没考好而感到沮丧，她可以用哪些方法应对自己的情绪。

聊一聊某种情绪让她的身体产生何种反应是很有好处的，因为如果那种情绪开始出现，她就能立刻觉察到。另一种方法是让她谈谈自己如何看待当时的情形。如果她认为分数低就觉得很“可怕”，你可以从逻辑上指出来这个结果仅是“运气不好”而已，这也许能帮助她重新思考。

运用类比也会有所帮助。比如，在通往学术成功的路上，一次分数不高就如同路上的一个凹坑（让人感到运气不佳甚至让人心烦，但这并不影响她继续前行）。你可以把这个凹坑和封路（分数不及格）作对比，或者和重新规划路线（改变主要的研究领域）作对比。

另外一个关于情绪调节的示例就是处理同伴的拒绝。孤独症人士可能会被对方所吸引，然后想与对方约会，但是遭到了拒绝。这对任何人来说都不好受，实际上它可能是“3”级（让人苦恼，但不至于崩溃）。但是孤独症人士很可能会感到崩溃，继而出现强烈

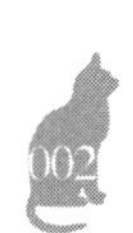

的情绪问题。学会如何处理这样的情况，将会帮助他们做好准备，迎接成年后日常生活中的起起落落。

下面就是用来教授他们人际情感反应中的不同等级的两个量表。后面还有自我检核量表。再强调一下，它们仅是示例，实际使用过程中，你应根据所支持的对象的具体情况调整量表。

定义人际情感

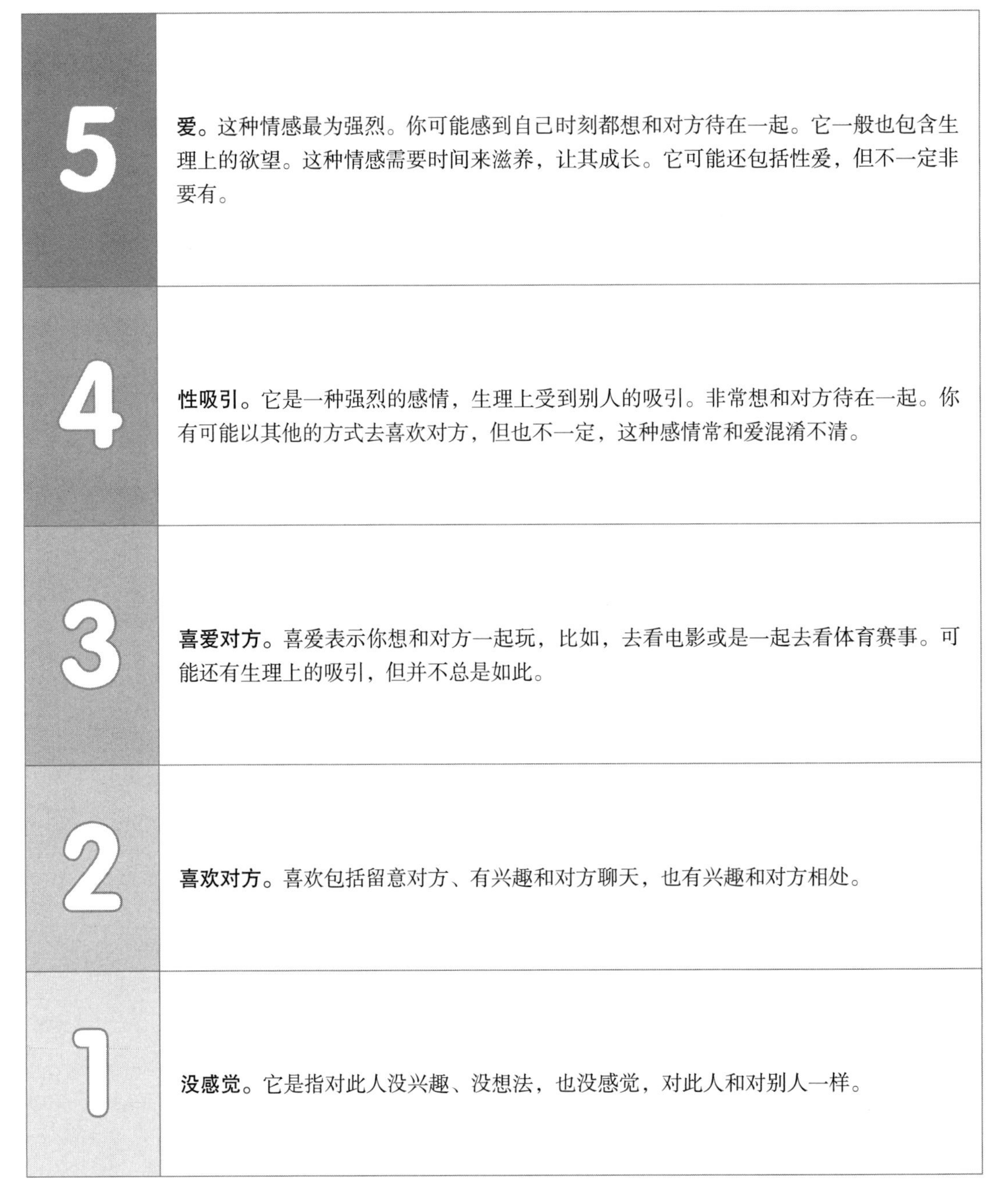

级别	说明
5	**爱**。这种情感最为强烈。你可能感到自己时刻都想和对方待在一起。它一般也包含生理上的欲望。这种情感需要时间来滋养，让其成长。它可能还包括性爱，但不一定非要有。
4	**性吸引**。它是一种强烈的感情，生理上受到别人的吸引。非常想和对方待在一起。你有可能以其他的方式去喜欢对方，但也不一定，这种感情常和爱混淆不清。
3	**喜爱对方**。喜爱表示你想和对方一起玩，比如，去看电影或是一起去看体育赛事。可能还有生理上的吸引，但并不总是如此。
2	**喜欢对方**。喜欢包括留意对方、有兴趣和对方聊天，也有兴趣和对方相处。
1	**没感觉**。它是指对此人没兴趣、没想法，也没感觉，对此人和对别人一样。

注意：使用该量表的一个方法就是让他思考对某个认识的人的感情处于哪一级，还可以让他想一想别人对他的情感可能处在哪一级。

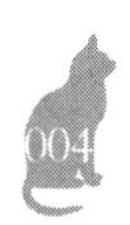

学习基本的积极情感

等级	情感	是什么让你产生这种情感?
5	兴高采烈 欣喜若狂 着迷 兴奋	和你爱的或信任的人在一起；有机会做一些很棒的事情；开始新征程。 你呢?
4	快乐 愉快 热情 乐观	被赞扬；完成一个项目；参加一项自己很擅长的比赛。 你呢?
3	高兴 骄傲 开心	考试取得高分；赢了比赛；创造出新东西。 你呢?
2	希望 满意 宁静	和朋友在一起；和父母聊天；抚摸爱狗。 你呢?
1	冷静 满足 放松	独自一人；想到自己喜欢的事情；睡觉。 你呢?

注意：现在试试列出消极情感量表。

自我检核量表

无论是你的同事，还是你帮助的对象，如果他不能控制自己的过激行为，你就可以利用5级量表帮助他，让他对自己在不同情况下的控制能力进行评级。每级都应当把情况描述清楚，是让他感觉好、还不错、烦恼、生气还是受不了。一旦等级创立了，他就可以积极地预估自己能忍受的程度，捕捉压力来临时的早期征兆。对照量表，他就能理解哪些情况会让他压力太大，需要一些帮助。

自我检核量表是在他平静时制定的，它提供了一个可预测的、系统化的方式来评估压力的不同等级。要想控制情绪，识别紧张和焦虑来临时的先兆是第一要务。如果他每天或一天中有几次都能通过检核表识别这些情感，那么他就更能以积极的方式处理让他有压力的情绪。

因为情况不尽相同，计划必须要切合受助者的实际情况。开始时，自我检核可能会很耗时间和精力，但一旦学会了这个系统，他就能自己检核身体上的变化。

通过检核表上的记录内容，不管有没有辅助者的监控，人们都可以学会追踪自身的情绪以及获得的成功。检核表可以以图表日志的形式来呈现。当个体把自己的情绪评定为3级（烦恼或紧张）时，为了防止情绪的升级，他选择了在休息时间或课间静悄悄地散步，这就是一个成功示例。

下图是一个空白的自我检核量表。

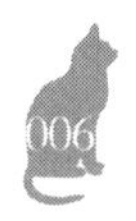

自我检核量表

等级	它看起来像什么	它给我什么感觉	我能试着这样做	我能获得的帮助
5				
4				
3				
2				
1				

想法和语言——向孤独症人士解释情绪调节

- 情绪调节是指如何协调人的大脑和身体来处理强烈的情感。它既包括消极情感，也包括积极情感。无论是积极还是消极，在面对**强烈的情绪**时，人们难以清晰地思考。

- 当强烈的情绪（爱、恨、生气、悔恨等）来袭时，人的大脑会向这种情感“妥协”。如果你没有准备好，情绪反应会包围你，让你的大脑难以想出最好的应对办法。你可能会无心地说出伤害别人的话，你可能觉得自己“大难临头”，甚至你会本能地攻击别人。这些反应都有可能在你生活中的某一时刻出现，但是如果出现的频率过高的话，问题就来了。

- 强烈情绪的应对先从弄清楚情绪的不同等级开始。有些情绪对每个人来说都是大情绪，如爱或恨。其他情绪则会被认为是小情绪，如恼怒。如果你能把情绪划分成大或小，你就能更容易地把情绪分解成小部分，然后识别它们，并命名它带来的感觉和你的逻辑反应。你可以使用数字量表标记它们。现在，以“悲伤”这个情绪为例，下面就是关于“悲伤”的量表以及悲伤的不同程度。

5 = 饱受摧残 / 伤心欲绝 / 沮丧——这种悲伤很强烈。人们通常需要帮助才能缓解这种程度的悲伤。

4 = 非常悲伤——某件事可能让你难过得哭了，一说起它你就会很悲伤。

3 = 不开心 / 想哭——一部悲伤的电影可能会让你有这样的感觉。你能感觉到这种情绪，但它与你的生活并没有直接联系。

2 = 有点低落——也许是某件事让你感到失望，例如，你在商店里没买到你喜欢的品牌的牛奶。

1 = 还行——也许你感到有点闷闷不乐。

使用这个通用量表时，你可以考虑一下哪些事情对应这些程度的悲伤。比如，你深爱的人去世了，你可能会觉得自己处在 5 级。在情绪好转之前，你也许需要别人的帮助。与

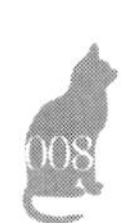

你亲近的人知道你非常悲伤，他们通常想要帮助你。如果有次作业你得了低分，那么你很有可能处在悲伤 2 级。你身边的人通常也会认为，得了低分，你的悲伤等级应该是 2 级或者 3 级。但如果你因为一次低分就崩溃（5 级）的话，周围的人会感到惊讶，而且他们不大可能认为你需要帮助。

你可能认为在商店没找到你喜欢的食物，悲伤的等级应该是 4 级或 5 级。这也可以，但是很多人会认为你“反应过度”了，或者你那时过于情绪化了。将你在不同情境下的情绪划分等级是理解情绪的好开端。

不知所措

日常的任务、社交互动和事件很容易让 ASD 人士感到不知所措。例如，我们采访了一群成人，请他们列出一些潜在的问题。

下面是他们的回答：最后一刻计划有变；要求他们一次做多件事情；要求他们在琐事或工作上，一定要列出优先顺序；支付账单和处理社交问题。

这些成人中有许多人都说他们已经有了应对策略来缓解焦虑，例如，去个安静的地方思考一下或散散步。也有人说他们使用了一些不太健康的方法，如酗酒、吸毒或封闭自己。

许多孤独症人士难以了解社会关系中的“灰色”地带，因此会一次又一次地误读当下的情境。当事情没有按原计划进行时，这种僵化的思维往往会导致他们对自己和别人做出相当严苛的评判。

有的人也许能够处理一件甚至两件恼火的事情，但如果有第三件的话，他可能会以粗暴的方式回应。在帮助他的人看来，这“第三件事”可能看起来很微不足道，如公交车晚点了，因此他的粗暴反应在别人看来是不可理喻的。实际上，问题是由挫败感不断累积导致的，所以我们必须针对这一点制订解决方案。

一些成年孤独症人士表明在生活中帮助他们的人，不管他们的意图有多好，其实是在添乱，因为他们不是太“唠叨”，就是给的建议太多。量表可以列出个体在不同情况下所需要的支持力度。

下面的量表示例可供容易感到不知所措的人士使用。虽然只是个例，但我们希望它能够抛砖引玉，帮助有相似状况的人找到自己的应对措施。

不断变化的等级——不让自己感到不知所措

等级	告诉我一些好事情	发生了不好的事情	我需要怎样做呢?
5			我想要放下工作或学业，好好休息一下。
4			我想我需要一些实质性的帮助。
3			现在我可以找人聊聊天。
2			也许这周我应该再自我检核一下。
1			没有特别需求。

注意：示例中的 ASD 人士在一周中安排了好几个时间段坐下来和他的辅助者交流。他们列出了从 5 级到 1 级的好的事情和不好的事情，这样他们就描绘了一幅好事与坏事平衡的视觉画面。

监测何时需要帮助

等级	我感到：	我的哪些举动将告诉你我需要帮助？	我需要何种程度的帮助：
5	从没感觉这么糟过。	我走开了。走的时候我可能一言不发。我逃避与别人接触。	我很想让你知道我很难过，但是请你现在不要和我说话。
4	现在感觉很不好。	我可能要去睡觉。我的头发和衣服看起来挺脏的。	给我写张字条，问我发生了什么事。给我一些时间。
3	我现在感觉还行，只是有点低落。	我会待在那儿，但一句话也不说。我可能没刮胡子，胡子拉碴。	问我是否需要聊一聊。时刻留心我，但请给我足够的空间。
2	我现在感觉很放松。	我可以去上班或上课。	不需要额外的帮助。也许可以时不时地看看我的情况。
1	现在我感觉棒极了！	开心。愿意多聊天、多分享。	不需要帮助。我现在很好。

想法和语言——向孤独症人士解释不知所措

- 感到不知所措会让你很难受。它可能会让你觉得整个世界都与你为敌，或者做什么事情都不顺心。你脑海里涌现出许多想法，却不知道哪条能解决问题。如果你常常觉得无法控制自己的生活，那么你就有必要去寻求帮助了。

- 据一些成人反映，沿着熟悉的路线长距离地漫步感觉很棒，这种方法能让他们冷静下来，从而让大脑有时间处理困惑和消极的想法。在你一开始感到不知所措时，散步往往是个好主意，可以防止你口不择言。一旦某人觉得无法控制自己的生活，他可能会感到恐慌，而恐慌会导致他做出不好的事情，如骂老板或威胁别人。

- 尽管从问题中抽身而去可能在“当时”是正确的选择，但是坐下来想出一些方法帮助自己控制好局面更为重要。有些东西很管用，如视觉时间表或任务列表，你可以把它们放在口袋里，随时了解下一步要做什么。还有一个好办法，试着定期与你的辅助者沟通，及时处理自己的担忧和挫折情绪，而不是让它们累积起来。

- 有了 5 级量表，你就能让辅助者快速地知道“你在哪里”。你只是需要一点指引，还是感到抑郁而无法正常生活？感到抑郁是个危险信号，你应该找个人来聊一聊。使用该等级量表可以让你和辅助者达成一致，从而更容易地制订计划。

放　松

孤独症人士最大的困难是社交障碍，作为他们的家庭成员或辅助者，了解这一点至关重要。所以，任何场合的社交（和室友交往、与老师的互动、听从主管的吩咐等）都可能给他带来压力和焦虑。这些可能是孤独症人士终生要克服的困难，因此花些时间帮助他们学习如何放松是很有意义的。

仅是口头要求孤独症人士“冷静下来”并不是一个有效的方法。在他们焦虑时，你最好可以帮助他们找到自己喜欢的放松活动，并让他们定期参加。

像瑜伽、武术、太极、冥想、游泳和散步这些活动，社交焦虑人士都能从中受益。定期（每天或每隔一天）参加这些活动可以让个体更快速地感受到身体在应对压力时的反应，并且更容易识别和控制消极反应。很多大学校园和公寓小区都有游泳池和/或锻炼设施。如果你帮助的对象短时间内没能找到这些设施，那么社区中心、商业健身中心都有这方面的设施。每天在固定时间散步也是一种很好的放松方式。因为天气原因户外活动不方便时，他们可以去一些室内商场和大型体育场散步，这些大多免费向公众开放。

其他形式的放松包括阅读、猜谜、编织和做针线活。一位孤独症成年人士表示，想一想自己的特殊兴趣能帮他保持冷静。他在一天中找出几个时间段，闭上眼睛，思考棒球的统计数据。这种方式可以帮助他在一天中的其他时间段保持冷静。

在使用5级量表时，你可以帮助当事人识别以下两种情境：让她感到压力最大的情境和丝毫影响不到她的情境。这可以帮助她明白，生活中总会出现让自己有压力的状况，所以有必要提前做好计划。

在确定了哪些事情让他有压力之后，重要的是要讨论不同程度的压力会带来什么样的感觉。尽早察觉这些压力将是避免不幸的极端反应的最佳方法，因为个人放松策略若在早期得到使用的话，效果最佳。例如，在遭遇挫折初期，她是不是感到胃痛了呢？如果是这样的话，在胃痛这个初始症状发作时，教她闭上眼睛，做几次缓慢的深呼吸，可以帮助她缓解压力。她是否觉得全身都被压力所包围？识别压力来临时自己的感受可以帮助她知晓什么时候该停下手头的工作，专注于放松。

另一个好方法是评估个体如何看待社交情境。如果他开始认为世界不公平或不公正，这可能意味着他的压力水平正在从“可控”的 2 级上升到紧张或恐惧的 3 级。这种消极的想法可能是一个信号，表明他的压力越来越大，为了避免失控，他可能会停下来，使用一些预先准备好的放松策略，如肯定卡。肯定卡是一些小卡片，可以装在背包或钱包里。卡片上写着关于自己的陈述，简短积极，他可以定期阅读，尽量减少负面思考，例如，“我很能干”“我很聪明，这件事我会做”或“这件事一定会过去的”。

由于社交情境的本质是变幻莫测的，所以教会孤独症人士使用即时放松策略非常有用。即时的动作可能包括闭上眼睛、深呼吸或者揉揉胳膊、搓搓腿。这些放松活动既程序化又很短暂，个体可以将它们和前面提到的传统的放松方式放在一起练习。活动应该易于操作，易于记忆并且几乎在任何情况下都能做。

在教授短暂的放松程序时，需要注意以下几点：

- 选择在个体冷静的时候展开教学和练习。
- 应该是个体容易做到的。
- 必须在现实生活中使用，以评估其有效性。

放松的程序如下：

- 闭上眼睛，把刺激拒之门外。
- 缓慢地深呼吸，将氧气输入大脑。
- 积极地自我对话，比如，“这个我会做”或“我有能力”，来抵制任何消极思想。
- 手攥紧以缓解“战逃反应”[①]的生理症状。
- 在脑海里想象某个喜欢的地方或东西。

我们每天都会不可避免地面临意想不到的压力，因此只有教他学会放松，我们才能帮助他解决问题。任何明显的负面行为都应经过仔细分析，因为它与压力有关，而失去控制几乎总是与大情绪联系在一起。

下面两个量表示例就是教你如何让你帮助的对象放松下来。记住这些量表仅是示例而已。无论是给你帮助的人制定量表，还是给与你一起工作的人制定量表，制定出来的量表都应该体现他们的具体情况。

① 原注：战逃反应指的是个体在对压力事件做出面对、逃避或不作为的选择时，心理产生的高度警觉状态或急性应激反应。

放松量表示例1

等级	它让我有什么感受？	我能做些什么？
5	好恐怖！我觉得自己失去控制了。我想砸东西或摔东西。	虽然有许多放松工具，但是现在已经来不及了。保持安静、不说话。闭上眼睛，试着放慢呼吸。不去看让我生气的人或事。
4	感觉自己快要被不好的情绪淹没了。我真想和别人大吵一架。	暂停与别人的交流（如打电话、讨论、玩电脑游戏等）。保持安静、不说话，离开这儿到一个隐蔽些的地方去。
3	我肚子痛。我知道自己不舒服，感到紧张，还有点害怕。	这是使用放松技巧的最佳时机。如果可能的话，离开现场。然后深呼吸，进行冥想。想象一下我喜欢的地方。一直放松到我冷静下来为止。
2	我感觉有点紧张，就像有一天别人要我去做一件很难的事情。	在离开房间或公寓之前，做些放松活动（瑜伽、冥想、太极等）。明白今天可能会不轻松，在钱包或背包里放上一些肯定卡，一天内读上几遍。
1	我感觉不错。我很放松，知道行程和别人对我的期望。我做好了要上课或上班的准备。	我总是在早上离开家之前，事先决定好用哪种活动来放松，这让我感觉很好。有时，在午餐时间冥想也能让我放松下来，获得成功。

放松量表示例 2

等级	我感觉如何?	我应该怎么做?
5	失去控制了!	立刻从我确认为安全的人那里寻求帮助。
4	生气或非常难受。	停!离开此地，走到一个安静的地方，如卧室、浴室或学习区。
3	紧张。觉得生活不公平。总想着一些负面的事情。	危险地带。此时最好离开，回家或散步都好。深呼吸。不要与别人交流，也不要给别人发送电邮或短信。
2	不好也不坏。	保持这种状态。记住每天都要做些放松练习。
1	太棒了!我在做自己喜欢的事情。非常放松。	很享受这种感觉。把这种感觉记录下来，然后列出是什么让我有这样的感觉。

想法和语言——向孤独症人士解释放松的重要性

- 压力会影响你的思考。在某种社交情境下，如果你不知道要做什么，或要求太多让自己感到不知所措，那表示你有压力了。压力会让你难以做出正确的决定，或不能以积极的方式做出回应。

- 感到压力时，你会被情绪所困，做出过激反应或冲动的行为。因此，学会如何在面临压力时放松是个好办法。学会持续一整天使用放松技巧是放松的重要部分。这样，你的大脑在面对压力时会更具弹性。

例如，假设你正在做一件很重要的事情，可是你的室友放的音乐太吵，你可能会烦躁或生气。你的怒气会引发不好的行为，如朝你室友怒吼。如果你练习过如何放松，你就可能会做几次深呼吸，让自己冷静下来，然后平静地要求室友把音乐声调低点。如果你的大脑保持放松的状态，你可能会有其他好主意，如决定去图书馆或其他安静的地方学习。**只有在保持放松且能控制自己的时候，你才有可能做出正确反应。**

- 有一种方法不错：找到一种自己喜欢的放松方式，如瑜伽、游泳、冥想或太极，且每天都会练习。它们对身心有好处。

- 还有一种好方法，练习能让你放松下来的一套快速程序。在你不可避免地遇到意外的压力时，它会特别管用。这套程序大致是这样：
  ◎ 闭上眼睛。
  ◎ 缓慢地深呼吸，屏住呼吸几秒钟。
  ◎ 慢慢地呼气，对自己说“我能应付得来”。

使用 5 级量表评估让你有压力的情境等级时，有一点要注意，在 1 级或 2 级（还好或只是有点压力）时运用放松技巧，效果最好。因为这些沮丧的情绪会快速地变糟，如果你没觉察到，它们很快便不受你的控制。

和辅助者一起完成量表可以帮你回忆刚刚感到生气或紧张时身体有什么感觉，情绪快要控制不了时身体又有什么感觉，以及在何种情境中会有这样的感觉。有了量表后，你就能制订出详细的放松计划。当身体感觉处于 4 级或 5 级时，你就要运用上面提到的快速放松程序。

骚扰行为

下面三点导致孤独症人士很容易在这方面出现问题：

1. 在某种程度上，大多数 ASD 人士都对社交生活感兴趣。

2. ASD 人士难以理解非言语的社交沟通。他们自己不能用身体语言进行有效的沟通，也难以正确地“读懂”别人的身体语言。

3. ASD 人士因为读不出别人的情感和意图而出现社交困惑，也难以解决社交问题。

如果把上面三点结合起来，我们就不难发现孤独症人士想要恋爱但是缺乏让别人感到舒服的技能。

雇主解雇某人，很可能是由于这个人让同事都觉得不舒服。这种社交情境很难得到公开讨论，因此不会有人告诉孤独症人士他被解雇的真实原因，他自己则不解为什么要让他走。在这种情况下，因为没得到正确反馈，孤独症人士不知道要改变自己的社交模式。量表可以让他与别人讨论，给他所需的支持。

由非言语的社交沟通引发的问题会让别人不信任孤独症人士、做出过度反应、感到受到了威胁。由于别人“读错”了他的行为，他可能会被控告“骚扰行为”，即使他根本没有恶意。

如果你的帮助对象在这方面被误解过，那么你需要帮助他认识到自己的社交不当。你可以通过量表帮他理解行为的不同等级，并以系统的方式向他提出建议，让其调整不当的社交行为。别人对意外的社交行为会做出什么样的反应，透过量表，你一看便知。

如果孤独症人士的身体语言很奇怪，可是还没有坦白自己有孤独症，这时告知别人她有孤独症就很有必要。孤独症人士接受咨询后，能够更好地理解非言语社交沟通是如何导致别人误解自己的。直接接受社交技能训练或获得支持对他们来说也是一种好方法。

当你告诉年轻的孤独症人士他们必须改正自己的行为时，他们会觉得你的判断不公或自己受到了不公平对待。但是，这件事很严肃，他们必须要了解有些事情就是不能做，即使根本不知道原因是什么。例如，你绝不可以对老板说“拉倒吧”，即使你是这么想的；

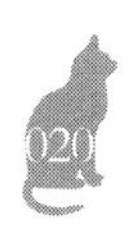

你不可以说你同事的项目很“愚蠢”，即使你真是这样认为。

作为一名辅助者，如果你发现个体有这方面的问题，处理这些问题越直接、越正式越好。这时你既要温柔，又要绝对地坦诚。下面就是用来帮助两位 ASD 人士的量表。由于个性不同、社交理解的等级不同以及具体情况不一样，因此每个人的量表都会有点差别。

骚扰行为量表示例1

等级	看起来是怎么一回事?	这可能会让别人怎么想?
5	每天给对方不停地打电话。没收到邀请就去对方家。说的话像是在威胁对方。	你真是太可怕了！你可能是个危险人物。我绝不能给你伤害我的机会。我要打电话报警。
4	尽管至少有三次对方都说了“不去”，我还是坚持约对方出去。给对方打电话，谈论的话题是关于性或暴力方面的。盯着对方看的时间超过60秒。	这个人怎么就是不明白我根本不想和他出去。他聊天时说的话题让我有点害怕。在这个问题上我需要一些帮助。
3	在自助餐厅我看到一个女孩很漂亮，就对着她唱歌。吃饭时我和她公用一张桌子，坐在她旁边，可是一句话也不说。	这个人真令人难以理解。他好奇怪，不知道他接下来要干什么。他在我旁边的话，我会觉得不舒服。
2	三次打电话约对方出去，她都说“不去”之后，我没再打电话了。收到邀请后，我才去对方的宿舍或公寓。	这个人很通情达理，也很友好。我不害怕他，因为他似乎清楚社交规则。
1	全程不和别人说话。一个人独自坐在自助餐厅。在图书馆里安静地看书。	他虽然不危险，但是也不友好。这个人可能有点害羞，但是我不害怕他。

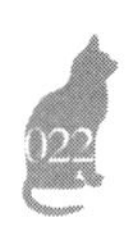

骚扰行为量表示例 2——重新思考后的结果

等级	这是我的初始想法	这是我重新思考后的结果
5	我必须要和别人约会。我一定要约一个漂亮的女伴。她应该给我回电话。我会再给她打电话或直接去她家里。	停！不能强迫别人和我约会。我的想法太一厢情愿了。如果有三次她都说“不去”了，那么基本上她是不会改变想法的。去她的家会让她认为我在缠着她。这种行为很危险。
4	看到对方时，我想到了性爱方面的事情。我想和她聊聊我的性想法，看看她是否也有同样的想法。	等一下！性想法是很隐私的想法。虽然很多人都有性想法，但是他们不会说出口。我要把性想法放在心里不说出来，除非我和这个人是恋爱关系。
3	看到这个女孩时，我就想约她出去。我会走到她的桌子边，看她是否注意到我。也许我可以上课时坐在她旁边，然后把椅子拉近，紧挨着她坐。	认识新朋友有两种好办法。一是让别人介绍我们认识，二是等到她在我附近时，向她介绍我自己。贸然和她挨得太近会让她认为我很奇怪。
2	别人邀请了我，我才去参加聚会。在统计学课上，那个女孩旁边的座位是空的，我才坐过去。	这些想法很合情合理，所以我可以继续保持下去。
1	我不确定要说什么，所以我还是保持安静吧。那个女孩我不太熟，我还是不和她一起吃午饭了。	这个想法很不错。如果我不确定，我可以询问我的辅助者或信任的人的意见。

想法和语言——向孤独症人士解释骚扰行为

- 非言语沟通，如眼神、手势等，远比很多人认为的更加重要。我们用什么样的眼神，在其他人面前如何表现，都会影响别人对我们的看法，这些看法包括：我们是什么样的人，我们的意图是什么或我们如何看待自己正在做的事情。如果有人认为你看起来很刻薄，他们很有可能会认为你是个危险人物。这听上去似乎很不公平，但事实就是如此。

- 有种方法可以帮助我们理解这个观点，那就是利用我们与生俱来的生存本能。安全与否会促使我们留意别人的意图，所以我们慢慢地学会了注意观察周围的人。如果有些人的面相或做的事情让我们害怕，我们的自然反应就是惧怕，至少是发怵。我们不能真正“读懂”别人的心思，但是我们可以学习读懂身体语言，然后再做出推断。

- 有些人难以用表情表达他们的真实想法。例如，即使你的意图是好的，可是脸上的表情却看起来刻薄。不了解你的人通过解读你的面部表情，很有可能认为你刻薄。假如经常有人觉得你因为某事而抓狂，但实际上你并没有的话，你要好好琢磨一下自己的面部表情，看看它们是不是向别人发送了错误的信息。

- 另外，如果你难以读懂别人的想法，那么在非言语沟通上你也会遇到困难。这意味着你很难猜出别人对你的感受。你可能很喜欢对方，想和她发展成情侣关系，所以你约她出去。她可能会说“不去”，但是“不去”的真正意思是“永远不要”。如果你不能正确“读懂”信息，你就可能会理解成“今天不去”。如果这样解读，你就会一遍又一遍地约她出去，这样你的行为就会让她感到不舒服，开始时她会不解，然后是觉得奇怪，最后甚至是感到害怕。

- 当别人对你的行为感到不舒服的时候，他们很可能会寻求帮助。如果你和她是同事，她很可能会向老板告状，说你的行为很吓人。假如她认为你是在不厌其烦地追

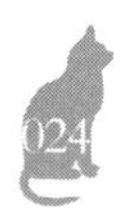

求她，她会把这种行为称为“骚扰行为”。骚扰行为是指纠缠别人，过分关注别人以致让其生厌。

- 如果别人认为你电话打得太频繁了，或者在没邀请你的情况下你却出现在他家，他可能会给警察打电话，因为骚扰行为违反了法律。之所以说它违反了法律是因为别人觉得自己受到了威胁，即使你没有任何意图去伤害他们。

我们使用的语言

如果个体有社交认知问题，他将难以注意到自己的行为会如何影响他人。有社交认知问题的人士通常会使用负面或无礼的语言，却无法意识到这些语言会给他带来麻烦。例如，如果一位年轻人的工作需要经常与人打交道，那么你应直截了当地告诉他对顾客的长相或种族品头论足会让他被开除。

遇到一个大块头的陌生人时，我们多半不会对她说："你超重了。"因为我们明白，这样的字眼会伤害她，而且我们也判断出她知道自己块头大。如果小孩子说出这样的话，别人会因为他年纪小、不懂事而原谅他。ASD 人士可能会和小孩子一样，不懂得照顾别人的感受。可是他们已经是成人了，如果说出这样无礼的话，大家都不会轻易地原谅他们。

无论是对孤独症员工进行岗前培训，还是 ASD 人士有社交问题需要解决，5 级量表都非常有用。如果你负责辅助一名孤独症年轻人，千万不要想当然地认为她知道哪些话题受顾客和同事的欢迎，哪些话题不受欢迎。

把语言分为五个等级，说明每级语言将会如何影响别人，这样你就能更清楚地定义与语言有关的社交界限。下面是一个量表示例，供一位在汉堡快餐店工作的年轻人使用。

语言量表

5	**威胁或种族歧视。**如果使用了这些语言，你就会被开除。该等级包含以任何方式威胁别人的语言，即使你的本意并非如此。它还包含关于别人的种族、宗教或性取向等方面的语言或评论。这是很严重的问题，所以如果你感到困惑、需要更多关于这类语言的信息，一定要请教你的经理。
4	**脏话。**它包括任何被认为是在骂人的语言。不能对你的顾客使用脏话。如果你在工作中说了脏话，你会受到纪律处分。即使顾客是你的朋友，你也不能在工作时对他说脏话。
3	**伤人的话。**它指的是让别人难过或激怒别人的语言，比如，说某人超重或说某个成人长得矮。这些话会让别人感到不舒服。如果雇员使用了这些 3 级语言，顾客很有可能不再光顾。问别人脸上的伤疤是怎么回事或告诉一位长者他的皱纹很多都属于 3 级语言，这样的话雇员绝不能说出口。如果对特定的话题不确定，你可以向你的经理请教。
2	**普通的话。**这些话让别人听起来感觉不错。例如，打招呼时用的“你好”或“您要点菜吗？”顾客希望听到这些语言，这让他们感觉很舒服。使用这些语言也是你工作的一部分。
1	**好听的话。**这些语言能让别人感觉很好。称赞的话就是好听的话，如“我喜欢你的帽子”“你的笑容很美”。对别人使用这些语言，他们会感觉很好。称赞顾客也是件美好的事情。

想法和语言——向 ASD 人士解释无礼语言

- 和别人交往时，语言会和行为一样影响别人，这可能听起来不可理喻，但事实确实如此。你可能会评价某人的长相，并觉得自己只是在陈述事实罢了，但是在别人看来，你的语言实在太粗鲁无礼了，你可能会因此丢掉工作、被室友赶出来或永远地失去一位朋友。

- 理解“语言规则”对每个人都很重要。我们使用的语言会以细微的方式改变别人对我们的看法。例如，如果你用“肥胖”形容别人，任何人听到这个词后，都会觉得你这个人很粗鲁，因为大多数人认为“肥胖”是个无礼的词。

- 通常，把明显的事实说出口也不是一个好主意。如果某人有侏儒症，那么说她个子矮就很不明智。虽然事实的确如此，可是你一旦把这话说出口，听起来就像在讥讽。保险起见，你可以这样认为：凡是涉及别人相貌的评论都有风险。即使你认为自己在赞美某人，你的语言听起来却会很粗鲁。

- 说脏话是个敏感话题。有些人几乎脏话不离口，他们甚至注意不到自己或别人说了脏话，这会造成一些严重的社交问题。很多年长者听不得一点脏话。如果你的老板或老师听到你说脏话，他们可能会认为你为人粗鲁、不够专业。因此，知道什么时候、什么地点能说脏话就很重要。

为了避免犯错误，最好的办法就是不说脏话。如果你和朋友在一起时想说脏话，要确保周围没有人会无意中听到你们的谈话。在公共场合说脏话很有风险。大部分工作场合禁止员工说脏话。另外，在小孩、年长者或权威人士面前说脏话绝不可取。

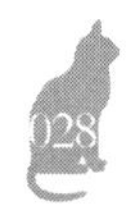

建立友谊

孤独症是一种社交障碍。据此定义可知，ASD 人士在处理社交情境方面存在困难。然而，与传统观念不同，大多数孤独症人士其实很想找到朋友、建立友谊。没有朋友的年轻人更容易感到沮丧。所以，辅助者有必要重视 ASD 人士的社交孤立状况，即使那看起来是他们的自愿选择。

处理友谊或社交信息从来没有“唯一的正确方式”，而 5 级量表提供的具体方法可以帮助个体分析令人感到困惑、动态的社交。支持个体发展特长并用相关特长建立社交关联就是一个好方法。例如，如果他是个围棋高手，那么围棋俱乐部就是个交朋友的好去处。

想一想你最好的朋友，你可能非常关心他的兴趣和才能。你们很有可能志趣相投。普通个体在社交方面更灵活，能够与不同的朋友谈论或欣赏不同的东西。ASD 人士的兴趣爱好较少，社交技能也不灵活，所以他们很难轻松地融入不同的社交团体中。能与你的帮助对象或成年子女产生共鸣的人可以成为他们社交中的“左膀右臂”，帮助他们建立合适的友谊。

还有一种行为也会妨碍他们找到朋友，那就是非常古怪甚至“让人讨厌”的行为。例如，为了能和别人聊天，他直接背诵自己喜欢的电影里面的台词。虽然在家庭聚会时这样做无伤大雅，但是对一群不了解他的人来说，背台词这个行为会让人摸不着头脑。

帮助 ASD 人士解决这个问题并不是要辅助者评判他们对电影的热爱或记台词的功力。相反，你需要坦诚地告知他们，别人是如何看待和解读他们的行为的。5 级量表就是一种好方法，它能让信息显得更真实，而不只是反映不同的意见。

下面的量表旨在帮助一位大学生意识到，虽然自己很想交朋友，但若做法不得当，别人会拒绝成为自己的朋友。量表用 5 级表示交朋友最不恰当的方式，1 级则表示最理想的方式。此量表高度契合了他的个性特征和行为特点。

友谊量表

等级	我试着去结交朋友的方式	有些想法可行，有些想法要三思而行
5	我要去酒吧找朋友。为了融入群体，我会喝点啤酒。	法律禁止未满 21 岁的人士饮酒。用这种方式去结交朋友不好。 **重新思考：**不要去有人饮酒的聚会，冒这个险不值得。
4	我看见有两个人站在一起聊天，我就走过去，把胳膊搭在他们肩膀上，这样我就可以和他们一起聊天了。	这种行为会让别人感觉奇怪甚至有些害怕。 **重新思考：**慢慢地靠近这两个人，等他们聊天停下来时，再和他们打招呼。如果他们看到你后似乎不太高兴，那你就继续往前走吧。
3	我去了美食街，和其他正在吃东西的同学坐在同一张桌子边，我对他们说了一些非常有趣的话，如“没人喜欢战争”。	你说的话可能会让其他同学摸不着头脑。他们也许不明白你为什么会突然冒出这句话。 **重新思考：**走到桌子边，如果有空位的话，问他们是否介意你和他们坐在一起。
2	图书馆或宿舍大厅有其他同学，我走近他们，想聊聊我们有没有共同之处。	这种交朋友的方式不错。 **可行，**但是要确保别太过热情。如果和你交流的人似乎不太愿意与你继续聊下去，说完“遇到你真高兴”后就离开。
1	我想在大学里交朋友，所以我在学校里寻找我喜欢的活动社团。我打算加入其中一个。	这个想法太棒了。 **可行！**

想法和语言——向 ASD 人士解释结交朋友

- 社交是人类的天性。人人都想有价值、被接纳。结交愿意接纳你本来样子的朋友并非易事。有时，当你的社交行为不符合别人对你的预期时，你可能会无意中吓到别人。结交朋友时遇到困难并不意味着你有什么问题或你做的事情不好，它只是表示你所做的事情在别人看起来或感觉起来很不一样。这样一来，他们可能不愿意成为你的朋友。

- 有两种非常好的方法能让你结交朋友。第一个方法是找到与你有共同爱好的人。如果你对天文有兴趣，最好从上天文课或加入社区的天文俱乐部开始；如果你对动物很有兴趣，你可以选修动物学系的课程，或去人道主义协会或动物救助会做志愿者。这样，你就有可能找到与你有共同语言或兴趣爱好的人。

- 第二个方法是使用 5 级量表评估你在结交朋友时所做的努力。如果你总是不成功，原因也许是你的行为太过突兀或太与众不同，别人难以理解你的意图。比如，你可能想和对方交朋友，可是你说话的语气却像在侮辱对方。请你的好朋友、父母或顾问在这方面帮帮你，因为他们会给你一些不同的看法。比如，你可能认为拒绝你的那个人不友好，但是你信任的人会从另外一个角度分析你的行为，向你解释别人是如何解读你的行为的，帮助你想出一些更新、更好的交朋友的主意。

约　会

总体而言，人际关系对 ASD 人士来说是个难题，强烈的情感关系对他们来说就更困难了。许多成年 ASD 人士都在谈论着想要找一个男朋友或女朋友并且有一天要结婚的话题。用非常直接和具体的方式和 ASD 人士谈论人际关系很重要，这样他们才能学到必要的认知技能，以展开和维持有意义的人际关系。

当你的帮助对象因为自己没有男朋友或女朋友而感到很挫败时，你只安慰说“总有一天会有的”是丝毫不起作用的。因为这样的话语没能教授个体他所缺乏的技能。大多数人都同意，建立和维持一段认真的关系要付出人生非常艰难的努力。至少，ASD 人士在这方面需要一些帮助。

我们可以用教授其他技能的方式来教授约会和建立情感关系，即分解技能，然后逐一讲解。比如，如果要教个体判断社交界限在哪里，那么你应当先教他陌生人、熟人和朋友三者之间的区别。假如你的帮助对象邀请了一位陌生人来他的房间，那么他很可能会处在一个易受伤害或危险的情境中。

教会个体辨别普通朋友和男 / 女朋友之间的区别很不容易。这项技能包含识别自己的情绪、读懂别人的情感，以及知晓俩人何时会迸发出相互沟通的欲望。如果你的帮助对象误解了别人的情感，她很有可能会在社交界限方面犯错误，结果可能是她受到伤害、感到尴尬，甚至是遇到危险。

对任何人来说，被拒绝都是很难接受的，ASD 人士也不例外。他们不仅更容易受到伤害，而且还不清楚自己到底错在何处。在这种情况下，他们会感到焦虑、有挫败感。因此，辅助者不仅要花时间教授他们需要的技能，也要让他们理解哪些策略行不通，这一点特别重要。这时，你既要同情他，也要把事情如实地说出来。

下面两个量表示例旨在帮助一位 ASD 人士更好地了解约会和人际关系。这些量表仅仅是示例，在为你的帮助对象制定量表时，你一定要填写他自己的信息，这样他才能直接运用这些信息并提出解决方案。

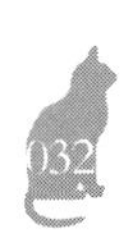

定义关系的量表

等级	关系的名称	关系的定义
5	亲密关系 / 伴侣	他 / 她是与你共度此生的人，也是你完全信任的人。他 / 她是你的终身伴侣，你们互相支持。通常有身体上的亲密接触。
4	男朋友 / 女朋友	你想经常和他 / 她待在一起。你们是一对，通常会一起为未来制订计划。你们经常亲吻或有其他亲密的接触。
3	朋友	你认识他 / 她，也信任他 / 她。你们喜欢做同样的事情。他 / 她喜欢你，你也喜欢和他 / 她待在一起。你还有可能去他 / 她家。
2	认识的人	你在上班或上课等非正式场合遇到的人。你有可能天天见到他 / 她，却对他 / 她不太了解。你们可能认识了很长时间，但没有成为朋友。
1	陌生人	你刚遇到他 / 她。你们还不认识。你可以试着在公共或社交场合中认识他 / 她。

决定约会与否的量表

如果你遇到某人，有兴趣进一步了解他/她，你可能要考虑一下你现在处在这个量表中的哪个等级、你感兴趣的“某人”处在哪个等级。友谊有许多不同的类型。可能你处在5级，可是你的“某人”好像只在3级。如果你对他/她的感受还不太确定，那么从2级或3级开始会好一些。

等级	你对这段关系的看法和感受
5	我好喜欢对方，我只想和他/她约会。
4	我喜欢对方，我想约他/她出去，看看情况会怎样。我愿意交换电话号码。
3	我想给这个人不时地发发邮件，看看能不能发展成约会对象。我不想交换电话号码。
2	我有兴趣和对方成为朋友，但没兴趣和他/她约会。我可以和他/她交换电邮地址，但不想和他/她发展成情侣关系。
1	我不想和这个人有任何关系。说声再见，仅此而已。

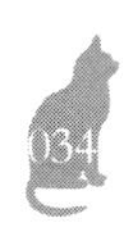

想法和语言——向 ASD 人士解释约会

- 约会对每个人来说都不容易。有些人觉得它看起来很容易，但是大多数人都认为恋爱不易。比如，我们有时候会遇到一些看起来相处得很舒服的情侣。他们很可能已经认识很久了，或者有许多共同爱好。猜测对方的情绪是恋爱中的一部分，但这并不是件容易的事。因为这样的猜测需要你“读懂”别人的面部表情、语音语调、社交距离等非言语信息，并从中猜测他人的真实感受。

- 你不太了解的人也算是陌生人。如果你和对方只是见过一次面，他 / 她可能觉得你还是个陌生人。通常，我们不会与陌生人约会。所以，你在考虑和他 / 她约会之前，应该多了解一下这个人。

- 一旦你试着多了解对方（在工作或聚会上多聊天、上课时坐得很近，或在同一个小组工作），那么你们可以算是熟人了。此时才是你约对方出去的适当时机。但是每个人的舒适等级不一样，所以如果对方还没准备好和你进行一对一的亲密约会，你也不要感到难受。

- 随着时间的积累，在你和对方有了更多共同经历后，你会更能感觉到你们之间的尊重和信任。如果你开始对某人有了这样浪漫的感觉，你也许可以直接约他 / 她出去，并希望对方给你一个诚实的回答。答案可能是“不去”，但这并不表示对方不想和你继续做朋友。对方不去一般是因为他 / 她的感情等级和你的不一样罢了。

  记住，一旦开始恋爱，有人会长时间保持强烈的情感，可有人确实只有 20 分钟的恋爱热度。这让关系变得很难处理，尤其是在恋爱开始的时候。如果你发现自己总是“误读”别人的情感，量表可能会帮到你。

- 如果你发现恋爱不易，试试与你关系不错的且在恋爱中的人聊聊。问问他们是怎么认识的、他们在一起时喜欢做什么事情。你信任的成人也会帮你想办法来应对恋爱中的一些问题，比如，怎样从朋友关系发展成恋爱关系。

和室友相处

当 ASD 人士搬离家庭，到别的地方居住时，他的父母或其他照顾者会想当然地认为接下来的一切都会顺利。你可能会对你的帮助对象充满希望，期待他能找到朋友、和室友成为最好的朋友、顺利融入周边公寓或宿舍生活的社交圈。然而，如果 ASD 人士过去在社交情境中遇到过困难，那么在他搬到宿舍之前，你一定要和他说明住在学校和社区中的社交压力。

由于大家不得不共处一室，宿舍生活中雷区遍布。回想一下你自己和室友同住时的早期经历，你肯定记得，避免误入这些雷区是多么困难，这对任何人来说都是如此。成年 ASD 人士若没经过指导、训练或直接干预，可能无法建立这种看似容易、自然发展出来的社会关系，而他们的同龄人却很享受这种社会关系。此外，如果个体初次尝试失败，没能找到合得来的室友，她的信心将会受到打击，继续尝试的意愿也将减弱。

跨入新的社交圈子后，ASD 人士常犯的错误一般与他们天生的“非黑即白”的思维方式有关。有的人会把室友当成最好的朋友，可是这种自来熟会让对方不舒服；有的人会对室友不理不睬，这种态度会让别人觉得莫名其妙或不舒服。

如果 ASD 人士觉得室友理所当然就是最好的朋友，他可能会随意吃室友的食物、穿室友的衣服、拿室友的东西，甚至如果室友被邀请去参加聚会，他可能会认为自己肯定也在受邀之列。

另一方面，有的 ASD 人士会按字面意思理解“室友”这个角色，即仅同处一室，没有其他关系。在她眼里，室友仿佛是隐形人。她从不和室友说话，甚至会在房间中间画一条线来设立严格的界限。

量表可以用来阐明每个室友关于同处一室这个话题的想法。当涉及室友间的“灰色地带”问题时，量表也可以作为一个系统用来探讨非黑即白的思维。关于如何使用量表澄清和解决社会交往中的问题，可参见下面两个示例。辅助者可以借助第一个量表帮助第一次住宿舍的个体理解如何与从小不在一起长大的人共处一室。量表把每个人的视角和容忍等

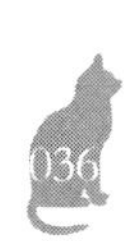

级都列了出来，让室友清楚各自在不同话题上的想法。

第二个量表展示了如何引导 ASD 人士考虑或处理涉及室友的社交问题。这个量表只是示例，每个人的情况都会不同。辅助者可以使用“这些是我的初始想法”和“我可能会像这样重新思考”这两个版块，向个体具体地解释他在社交想法上的错误。

宿舍常见问题

· 室友吃我的食物。
· 室友把每件东西都贴上标签，不愿意分享。
· 室友把内衣扔在客厅的地板上。
· 室友不洗碗。
· 室友养宠物。
· 非周末的时候，室友带朋友回来。
· 室友带朋友回来，还留宿他们。
· 室友从来不打扫自己的房间。
· 室友不帮忙打扫我们居住的公共空间。
· 室友不洗衣服，身上好臭。
· 室友不准时交房租。
· 室友吸烟。
· 室友从来没有节约能源的意识。
· 室友爱囤积物品，屯了太多太多东西。
· 室友回来迟，声音还特别吵。
· 室友没问我就直接拿我的衣服穿。
· 室友用我的化妆品。
· 室友的朋友跑到我房间来。

评估宿舍常见问题的量表

等级	它（这件事）会让我有什么感觉和想法？	很有可能的结果
5	它触犯了我的底线。	我要搬出去。 请他停止这样做！
4	太让人难过了。 也许我应该找一个新室友。	我想和他正式开个会。
3	它让我很烦，我一定要就这件事情和我的室友谈谈。	我可能会妥协，但是我们得先聊聊。
2	它让我不快。	我可能什么也不说，但心里不舒服。
1	它一点都没影响我。我感觉很舒服。	没有。

引导社交想法的量表

等级	这些是我的初始想法	我可能会像这样重新思考
5	既然我们是室友，我吃完了自己的零食就可以吃她的。我衣服脏了的话，就可以拿她的来穿。	这样做会违反大学的行为准则。我可能会因此被赶出宿舍。
4	我在社交媒体上写室友和我住同一宿舍，我们还一起去上课。	没经过室友允许在社交媒体上谈论对方，会被认为是侵犯对方隐私。这样做不好。
3	我室友这周末要回家。我也要收拾一下，和她一起去她家。	如果室友没有特地邀请我和她一起回家，那么我就不能去。我可以问她，在她不在的时候，是否需要我帮她给植物浇水或拿邮件。
2	我们是室友，为了保持作息一致，她什么时候吃饭我就什么时候吃。每顿饭，我都要跟她一起去食堂吃。	没必要和室友保持完全一致的作息时间。如果碰巧我们同时回到宿舍，我可以问她要不要一起去吃饭。
1	我和室友同处一室，能成为朋友固然好，不能成为朋友也没关系。	我能试着对彼此的不同之处表现出礼貌和尊重。我可以让我的住宿生活顾问多教给我一些小诀窍，从而能更好地了解我的室友。

想法和语言——向孤独症人士解释如何与室友相处

- 和室友同处一室可能比你想象的还要有难度。我们大多数人终身都在一个家庭里生活，每个家庭在生活中都有自己的惯例和不成文的规矩。你刚从自己家里搬到宿舍、公寓或和别人一起租的房子里住的时候，可能会觉得处理与室友的关系很困难。你室友原来的家庭也有自己的惯例和不成文的规矩，可能和你家的都不一样。

- 许多情况下，你的室友是个陌生人。比如，如果你要去上大学并打算住在宿舍，你很有可能被随机分配到一间宿舍，室友也是随机的。即使你认识某个人，然后挑他作为你的室友，室友关系也要比朋友关系难处理得多。

- 想想在家的时候，家庭成员之间是如何互相让步的，这会对你有所帮助。如果你有兄弟姐妹，你一定熟悉这个场景：有时一个人想看这个电视节目，可另外一个人想看其他节目。如果家里只有一台电视机，家庭成员会如何解决这个问题呢？

- 虽然共处一室，但是室友并不一定是朋友。友谊需要滋养，而且可能花很长时间才能建立。有的室友之间永远也不能成为特别好的朋友，但是他们学会了如何和平地共处一室、如何尊重互相的差异。

- 对第一位室友持有高度期待值，这一点不足为奇。你可能希望这个人能成为你最好的朋友，你们做什么事都在一起。如果你的室友选择和别人一起，试着不要那么失望。室友能成为朋友的确很好，但现实并非总是如此。

- 共处一室意味着你室友的食物和衣服要和你的放在一起。开诚布公地商量是否愿意分享会是一个好主意。比如，对方买了一罐花生酱，只想自己一个人吃，他可能计划一个月把花生酱吃完。如果对方发现有别人吃他的花生酱，他会感到不快。事实上，你和你的室友可能都愿意分享。这样的话，商量怎么去分享会是个好主意。

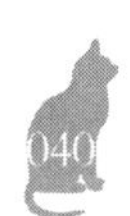

- 清洁卫生问题也是一个常见的宿舍问题。如果你的室友觉得你没能帮他一起把房间或公寓打扫干净，你们很有可能会发生矛盾。有些室友是这样做的：把打扫的时间表贴出来，或者更详细地列出谁要打扫什么地方。住在宿舍的话，你可能需要收拾自己的衣物、把自己的东西放在属于自己的空间；住在公寓的话，你可能还需要洗碗、收拾碗柜、拖地和用吸尘器清扫。

- 尊重室友的隐私非常重要。带别人来你的房间或公寓会让你的室友感到不舒服。由于每个人的隐私需求不同，和室友讨论这个问题就显得十分必要。使用等级量表回顾一些常见的室友相处时的问题，能帮你从室友的视角理解问题，对彼此的差异做到心中有数。

工作场合问题

ASD 人士存在社交思维方面的问题。具体指的是：他在工作所需的技术方面能力超群，但是缺乏与同事和睦相处的常识或判断技能。

我们强烈建议 ASD 人士尽早获得一些工作经验。如果他住在家里，你可以给他安排一些非正式的工作，比如，为邻居遛狗或送送报纸。早期就业的一个目标就是给他提供充分的体验，即如果“老板”不是自己的家人，他该怎样注意“老板”说的话、听从“老板”的安排。

事实上，老板就是老板，和老板争论或侮辱老板就会被解雇，这对 ASD 人士来说似乎是不合理、不公平的。如果很不幸，事情发生了（被解雇了），重要的是要处理 ASD 人士犯下的重大社交错误，帮助他了解是什么导致他被解雇。即使在别人看来冲突的原因很明显，ASD 人士可能也无法完全理解，这影响了他从错误中学习的能力。

下面是两个用来解决工作场合问题的量表。第一个量表针对的是一名因不服从和社交行为不端而被频繁解雇的年轻人。该量表用来帮助他理解思想中的错误。辅助者帮助他在其中一栏中系统地概述他的错误想法，并在另一栏中提出如何重新思考该情形。

第二个量表则更简单，用来帮助一名抱怨工作的年轻人。他的上司和他谈过这个情况，但是这位年轻人仍然在宣泄自己的不满，并且没有意识到这样做会被解雇，因为据他所言“其他被解雇的员工的行为要比我的出格得多”。这个量表帮助他理解在工作中有不同“等级”的问题，并不是只有做出最出格的行为他才会被解雇。

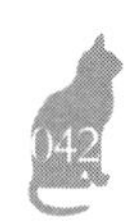

工作场合问题量表示例1

等级	（这些是）我的初始想法	我可能会像这样重新思考
5	我不喜欢老板对我指手画脚。我比他更明白要怎么做。我要告诉他我对他的看法。	这样做是在与老板对抗，即使你认为自己是对的。大部分情况下，**你会被开除**。
4	我觉得主管很漂亮，我想告诉她：“你的身材真不错。”	任何一个主管对下属的这种评论都很恼火。你的评价很粗鄙，**你也可能被开除**。记住：你没有必要把心里想的一切东西都说出来。
3	在员工休息室休息时，我会躺下来睡一会儿，因为“休息室”就是用来睡觉、休息的。	除非得到老板的允许，否则你绝不应该在工作时睡觉。员工休息室一般只是用作短暂的休息。
2	我在工作时故意做得很慢，或者装出很忙碌的样子，这样主管就不会再给我布置更多的任务了。	在老板和同事看来，你这样做就是在偷懒。你可能不会被开除，但是你会交不到朋友。
1	我完成了工作，不知道下面要做什么。我会去问问主管，请他指导我具体做哪些工作。	这是个好主意。

工作场合问题量表示例 2

等级	我做了什么	可能的结果
5	辱骂顾客。 殴打或威胁同事。	你会被开除。
4	没经过允许就把资料从办公室带回家。	别人会认为你这是在偷窃。**你会被开除。**
3	上班时向别人抱怨自己的工作。	你的主管会告诉你如何用适当的方式排遣心中的怨气。**但如果一直这样抱怨，你就可能会被开除。**
2	迟到、早退、做事情磨蹭、午餐吃得太慢。	你的行为会引起同事的注意。他们可能会觉得不公平，因为他们都准点上下班。同事可能会在老板面前抱怨你。
1	准时上班、对顾客微笑、使用令人愉快的语气、遵守公共文明礼仪。	这才是工作中该有的行为。这样做一定会让你的老板满意。别人对你的评价也会很高。

想法和语言——向 ASD 人士解释工作场合问题

- 工作是成人生活中重要的一部分。从学校毕业后，工作充实了你的生活并为你提供了赚钱的方式。在学校的时候，你可能有份兼职，可以赚点零花钱或支付基本开销。早期工作经历可以帮助你处理工作环境中出现的日常问题。

- 每份工作都有它的价值。你做这份工作的目的可能只是赚点零花钱，但是如果你不理解、不遵守规章制度，你仍然会被开除。大多数老板都希望员工能与别人和谐相处，如果你对自己的同事或顾客很粗鲁，你就很有可能被开除。懂得什么样的行为在别人看来是粗鲁的行为很重要，因为你觉得合情合理的事情可能会让你的老板很不高兴，你也会因此丢掉工作。

- 你要完成多大的工作量，取决于你做什么类型的工作。你可以询问你的上司，请他解释清楚他对你每天的工作期望。一定要弄明白自己工作场合的着装规范和其他社交行为的规则。

- 在工作中，如果不理解为什么负责任的行为那么重要，你可以向辅助者咨询或者使用 5 级量表。有时邀请你的上司一起讨论也是个好主意，这样做可以确保量表上的信息的真实性和准确性。

第二部分　制定当下量表

我们希望你已经明确地了解了如何使用5级量表。量表以系统的方式教授必需的社交概念和信息，从而帮助个体成功地调节情绪。比如，对于一个特别敏感的话题，在不针对个人的情况下处理会更容易。5级量表不是要变成一种行为管理工具，而是要成为自我管理和自我实现的工具。对于成人来说，这种支持是最重要的，因为如果他们违反了社交规则，造成的影响将是终生的，比如，丢掉工作、失去住房机会，甚至被关进监狱。

在第一部分，我们列出了一些常见领域中的社交误解或情绪失控情况，并用相应的量表举例说明。下一步就是要了解如何灵活使用量表，即如何在真实和突发情况下使用它。社交行为不可能发生在想象中，我们也预测不了会面临什么样的挑战。

接下来，我们会提供一些示例阐述如何在“当下”使用5级量表帮助个体获得急需的真实信息（有时候，哪怕是在一张碎纸片或餐巾纸上写出来的量表也可以发挥作用），从而用该系统可视化地处理一个困难情况。

与他人相处时的行为

该量表针对一位年轻人，他问了同事一些很挑衅的问题。如果不停止这种行为，他就会有被解雇的危险。这个量表成功地帮助他理解了他的语言是如何影响别人对自己的看法的。

等级	行为	别人可能会怎么看你?	该等级的示例
5	威胁	他好可怕。我要给警察打电话，或者告诉老板。	带件武器去上班。告诉别人你要把他们杀了。
4	恐怖	我不想在这个人身边工作，他好像有点恐怖。	问别人如果你带把枪来上班，他们是否会害怕。
3	奇怪	我搞不懂这个人，我不知道如何才能理解他。	不断重复电影里的台词。突然抓住别人的胳膊。
2	还好	还好，我可能希望和他成为朋友。	对别人说“早上好”。别人向你微笑的时候，你也向他们微笑。
1	太棒了	我真的很喜欢这个人，我想和他成为同事。和他一起工作时，我感觉很开心。	称赞别人。和别人分享资料。帮助别人。

课堂上情绪大爆发

某学生在课堂上情绪爆发，该量表为帮助他而设计。他无法控制自己，还被告知如果再在课堂上出现类似状况，他就会被要求退学。该量表的目的是帮助该学生理解课堂上不同等级行为的具体表现，希望能帮助他理解自己的心理状态、控制好自己的行为、做出更好的决定。

等级	该等级看起来如何？
5	情绪大爆发，扔东西，在课堂上大喊大叫。**不可以在课堂上这样做。你将不被允许回到课堂。**
4	紧张或不安。打断教授上课，握紧双手，努力不喊出来。这时最好离开教室。如果你在没达到 5 级之前离开教室，之后你会被允许回来继续上课。
3	听课、记笔记、被点到名时参与课堂活动。**大学生就应该有这样的表现。**
2	来上课但不注意听，思想开小差，不记笔记。这种听课方式没有效果。你的成绩可能会受到影响。
1	决定翘课。你会落下功课，这可能会导致考试不及格。

宿舍行为

该量表是为了帮助一位大学生，他在离开宿舍去楼下走廊的卫生间时，忘记围毛巾或穿睡袍。他似乎理解不了，为什么自己光着身子走来走去会让同层楼的其他同学感到不舒服。

等级	你做了什么？	可能的结果
5	不管出于什么原因，裸身在过道上走。	你会被勒令搬出该宿舍。
4	拿一条毛巾遮住前半身，跑到浴室去。	这样不好。行为有些出格。该行为会让其他同学觉得不舒服。可能会有人把你的行为告诉宿舍管理员。
3	在腰间围上一条毛巾，然后把它朝一边系好。	这样做有风险。毛巾有可能会滑落下来，让你的身体暴露在外。别人看到了会不舒服。这只能是你别无选择时的无奈之举。
2	穿一件大睡袍穿过过道去浴室。睡袍应当把你的隐私部位都遮盖起来。	这种方法很实际，不错。记住，只有进出浴室时或在房间里时才穿睡袍。如果穿睡袍去电视休息室或楼下的自助餐厅，那就不妥了。
1	在走廊上或去浴室时穿戴整齐。	这是最稳妥的方式。这样做顾及了别人的感受。

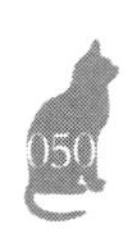

是紧急情况吗?

我们使用该量表同一名年轻男子讨论什么是紧急情况。该男子一遇到状况就会反复地拨打 911[①]。他的辅助者告诉他，除非是真正的紧急情况，否则拨打 911 是违法的，但他分不清什么时候自己只是出了点小状况或者只是感到有点害怕，什么时候才是真正的紧急情况。

等级	可能发生了什么事?	你应该怎么做?
5	你被抢劫了，或身体受到了伤害。	拨打 911。
4	你被警察或其他有名望的人拦下来盘问，甚至被逮捕了。	不要跑开。随身带着辅助者的紧急联络号码，要求给他打电话。出示事前备好的证明，表明你是孤独症谱系障碍人士。
3	你看见了诸如火灾这样的险情或目击了犯罪现场。	找到一个安全地点，然后拨打 911 报告情况。
2	你的钱用完了，没办法付钱。	告诉收银员，你要离开一下，回去取钱。如果是在饭店，你可以给辅助者或朋友打电话寻求帮助。绝对不能不付钱就从饭店跑掉。
1	你遇到状况了，如坐公交车下错站、去商店却发现关门了。	给你信任的人打电话。旅行时带一张地图。向警察或其他穿制服的人寻求帮助。

① 编注：911 是美国和加拿大通用的消防电话、急救电话和报警电话。

团队工作

该量表是为一名年轻女性设计的，她的大学班级要求她参加许多小组合作项目，可是她不愿意。由于不得不妥协，她在小组合作中承受了很大的压力，还非常挑剔别人的想法或评论。老师告诉这名同学的辅助者，除非她完成小组作业，否则她就不要来上课了。

等级	你在想什么？你的内心独白是什么？	这种想法可能带来什么样的结果？
5	我不要和别人一起完成任务。	你会被要求离开课堂。
4	组员太笨了，我一定要按照自己的方式做事。我最厉害！	这种想法不好。团队协作就需要相互妥协，否则，即使你参与了，最终的成绩也不会高。
3	我会和组员一起做事情，但是如果我不喜欢他们的主意，我会告诉他们我的想法。让我不诚实，我可办不到。	这种想法可能会给你带来麻烦。我们并非时时处处都要诚实。团队协作中，你评判别人的想法时，绝不能听上去冷冰冰的。
2	我会和组员一起做事情，但时间要短，而且会休息多次让自己放松放松。	你的导师可能会觉得这样也可以。这种方法也是在磨炼你自己的耐受力。这表明了即使你觉得很困难，你也愿意尝试。
1	我会和指定的小组组员一起工作，即使这对我来说很难。即使我不喜欢别人的主意，我也会试着说些好听的话。	**这是最终的目标。**团队协作并非易事，可是一些课程和许多工作都需要这样的技能。

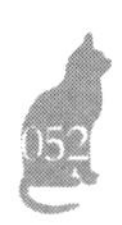

处理强迫行为

该量表旨在帮助一位年轻人，他经常因为焦虑发作而擤鼻涕。他不停地擤鼻子，同事对此很不高兴，于是向老板抱怨他的行为。该量表的着重点在于如何让他放松。每天早上上班前，他都会回顾一下该量表。

等级	它让我有什么感觉?	这种想法可能带来什么样的结果?
5	我不停地擤鼻涕，感觉头都要炸了。我没有精力去考虑别人的感受。	我要问一下老板，今天能否让我在一个单独的区域工作。我有可能需要回家。我要和我的辅助者见个面，找出能让我放松的活动。
4	今天早上，我擤了好多次鼻涕。我浑身都有刺痛感。总是有人看我。	这时候，我的强迫症将要开始掌控我的大脑。在早上开始工作之前，我需要更全面地放松一下。
3	今天脑袋有点昏沉沉的，身体开始有刺痛感，我还流鼻涕了。	按照计划，我先用 5 分钟放松一下，再开始今天的工作。如果我经常擤鼻涕，一定要记得去洗手。
2	今天早上我有点流鼻涕。	我会时刻关注自己的状态。我一定要记得在口袋里放些干净的手帕或纸巾。
1	我觉得很舒服。身体和大脑都很清醒且平静。	我要享受此刻，希望能享受这一整天。☺

结　论

50 年来，我们一直在为成年残障人士服务。找到约会的窍门、理解工作场合中棘手的关系，或适应大学生活，这些问题即使是对于社交技巧熟练的年轻人也非易事。我们大多数人都记得，20 岁出头时曾做过的让自己后悔的事和经历过的令人悲伤的社交情境。但是现在，我们大多数人都能运用丰富的社交认知技能处理这些问题。

近些年来，服务于成年 ASD 人士的我们开始重新思考他们的问题行为，我们认为这些行为和社交认知有关。最终，我们找到了应对行为的新方法——不管个体的年龄有多大，直接教给他们社交认知技能。5 级量表就是我们最喜爱的工具之一，该工具最初出现在《神奇的 5 级量表》（第 2 版）（Buron & Curtis, 2012）一书中，该书具有划时代的意义。我们已经把它运用到了许多（在校园里、社区中、工作场合中的）年轻人身上，帮助他们融入社会。很多年轻 ASD 人士告诉我们理解和使用这些量表能在许多社交场合中帮助他们。

成功使用该方法若干年后，我们决定继续探索 5 级量表这个想法，将关注点放在成年 ASD 人士的问题上，从而为他们的辅助者提供帮助。理解青少年和成人的行为很有挑战性，因此在本书中我们试图阐明如何运用量表系统解释、处理一些难以理解的行为和情感概念。我们在书中探讨的这些问题行为会对孤独症人士的社交成功产生极大的影响。我们希望量表可以增进 ASD 人士和他们的辅助者之间的理解。

在校园工作中（Wolf, Thierfeld Brown, & Bork, 2009），我们发现 5 级量表不仅对学生非常有用，对校园里的其他人也很有用，他们包括：为学生提供服务的咨询师、残障服务机构的工作人员、宿舍管理员和老师。我们训练专业人员来帮助学生制定量表，从而帮助他们了解自己的行为、控制压力和焦虑。学生告诉我们这种方法很管用，名片大小的量表也便于他们随身携带，他们可以随时或在危机出现时用它提醒自己。

一名学生使用量表提醒自己在走向教室时保持冷静，从而避免被焦虑感包围、难以在课堂上待下去。这名学生需要提醒自己如何通过生理上的征兆发现自己的压力水平。

5	失去控制，手足无措。处于**这个等级的话，不要去教室了。**
4	握紧双拳，非常紧张。**深呼吸。**
3	四周打量，想到了太多的事情，大声和我自己说话，这些都表示我受到了过度的刺激，**需要试着把精力集中到慢走上来。**
2	有些焦虑，快步行走，呼吸短促。**试着慢下来。**
1	走去教室时，感觉身体放松、柔软。**继续保持！**

如果该学生觉得压力过大（3 级或以上），他就要对照量表将自己的压力水平逐渐降低至 1 级或 2 级。降低后，他才能回到教室，上完整节课。

本书展示的例子都与成年 ASD 人士面临的困难息息相关，通过这些例子，我们可以认识到量表的用途很广泛。我们希望，书中足够多的想法和主意能够帮助你掌握与量表相关的概念，再将这些概念和成人以及他们的经历联系在一起，最终使它契合你帮助对象的具体需求。

简·蒂尔费尔德·布朗和丽萨·金

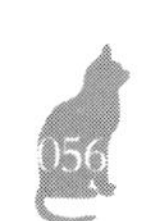

推荐阅读

卡丽·邓恩·比龙，米茨·柯蒂斯．神奇的 5 级量表：提高孩子的社交情绪能力 [M]. 潘敏，译．第 2 版．北京：华夏出版社，2020.

卡丽·邓恩·比龙．不要！不要！不要超过 5！：青少年社交行为指南 [M]. 潘敏，译．北京：华夏出版社，2020.

卡丽·邓恩·比龙．焦虑，变小！变小！[M]. 潘敏，译．第 2 版．北京：华夏出版社，2020.

托尼·阿特伍德．阿斯伯格综合征完全指南 [M]. 燕原，冯斌，译．北京：华夏出版社，2020.

天宝·格兰丁，肖恩·巴伦．社交潜规则：以孤独症视角解析社交奥秘 [M]. 张雪琴，译．第 2 版．北京：华夏出版社，2020.

卡罗尔·格雷．社交故事新编 [M]. 鲁志坚，王漪虹，译．十五周年增订纪念版．北京：华夏出版社，2019.

琳达·A. 霍奇登．促进沟通技能的视觉策略 [M]. 陈质采，李碧姿，译．北京：华夏出版社，2019.

琳达·A. 霍奇登．解决问题行为的视觉策略 [M]. 陈质采，龚万菁，译．北京：华夏出版社，2019.

乔尔·沙乌尔．用火车学对话：提高对话技能的视觉策略 [M]. 王漪虹，译．北京：华夏出版社，2019.

乔尔·沙乌尔．用电脑学社交：提高社交技能的视觉策略 [M]. 王漪虹，译．北京：华夏出版社，2019.

乔尔·沙乌尔．用颜色学沟通：找到共同话题的视觉策略 [M]. 王漪虹，译．北京：华夏出版社，2019.

弗蕾达·布里格斯．特殊儿童安全技能发展指南 [M]. 张金明，等译．北京：华夏出版社，2017.

帕梅拉·沃尔夫伯格．孤独症儿童的游戏和想象力 [M]. 马安迪，索燕京，译．第 2 版．北京：华夏出版社，2017.

艾米·布伊．行为导图：改善孤独症谱系或相关障碍人士行为的视觉支持策略 [M]. 黎文生，等译．北京：华夏出版社，2017.

利安娜·霍利迪·威利．故作正常：与阿斯伯格征和平共处 [M]. 朱宏璐，译．北京：华夏出版社，2016.

特丽·库温霍芬．智能障碍儿童性教育指南：正确认识身体、界限和性 [M]. 林纯真，刘琼瑛，译．北京：华夏出版社，2016.

埃伦·诺特波姆．孤独症孩子希望你知道的十件事 [M]. 秋爸爸，燕原，译．最新增订版．北京：华夏出版社，2014.

洛娜·温．孤独症谱系障碍：家长及专业人员指南 [M]. 孙敦科，译．北京：华夏出版社，2013.

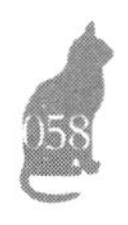

图书在版编目（CIP）数据

社交行为和自我管理：给青少年和成人的 5 级量表 /（美）卡丽•邓恩•比龙（Kari Dunn Buron）等著；潘敏译. --北京：华夏出版社有限公司，2020.11（2021.3 重印）

（5 级量表系列）

书名原文: Social Behavior and Self-Management: 5-Point Scales for Adolescents and Adults

ISBN 978-7-5080-9941-5

Ⅰ. ①社… Ⅱ. ①卡… ②潘… Ⅲ. ①孤独症－康复训练 Ⅳ. ①R749.940.9

中国版本图书馆 CIP 数据核字(2020)第 082106 号

Social Behavior and Self-Management by Kari Dunn Buron, MS, Jane Thierfeld Brown, EdD, Mitzi Curtis, MA, Lisa King, MEd

北京市版权局著作权合同登记号：图字01-2020-2774号

社交行为和自我管理：给青少年和成人的 5 级量表

作　　者　[美] 卡丽•邓恩•比龙等
译　　者　潘　敏
责任编辑　薛永洁　李傲男

出版发行　华夏出版社有限公司
经　　销　新华书店
印　　刷　三河市万龙印装有限公司
装　　订　三河市万龙印装有限公司
版　　次　2020 年 11 月北京第 1 版　　2021 年 3 月北京第 2 次印刷
开　　本　787×1092　1/16 开
印　　张　5
字　　数　50 千字
定　　价　36.00 元

华夏出版社有限公司　地址：北京市东直门外香河园北里 4 号　邮编：100028
网址：www.hxph.com.cn　电话：（010）64663331（转）

若发现本版图书有印装质量问题，请与我社营销中心联系调换。